AF299716

Docteur G. BONNUS

DIVONNE

SES MOYENS D'ACTION

> « L'art de guérir n'est jamais
> plus puissant que lorsqu'il est
> soumis à la nature. »
> (Boerhaave).

PARIS

G. STEINHEIL, ÉDITEUR

2, RUE CASIMIR-DELAVIGNE, 2

1913

DIVONNE

SES MOYENS D'ACTION

DIVONNE

SES MOYENS D'ACTION

HYDROTHÉRAPIE — DIÉTÉTIQUE

ISOLEMENT — TRAITEMENT MORAL

AÉROTHÉRAPIE

PAR

LE DOCTEUR G. BONNUS

MÉDECIN DE L'ÉTABLISSEMENT HYDROTHÉRAPIQUE DE DIVONNE
ANCIEN INTERNE DES HÔPITAUX DE PARIS
ET DE LA SALPÊTRIÈRE
ANCIEN CHEF DE LABORATOIRE A L'HÔPITAL DES ENFANTS MALADES

PARIS

G. STEINHEIL, EDITEUR

2, RUE CASIMIR-DELAVIGNE, 2

1913

INTRODUCTION

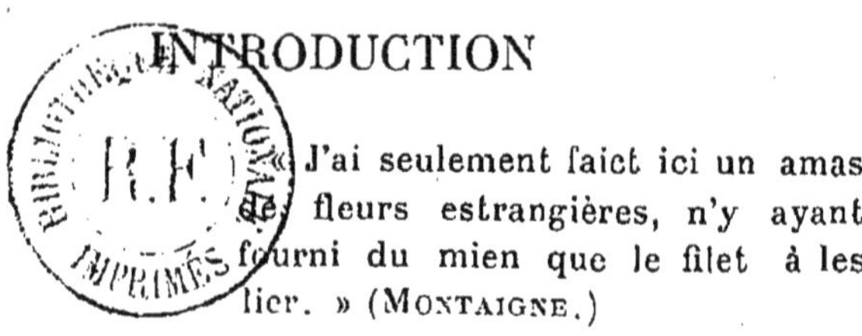

« L'hydrothérapie la plus méthodique, disait L. Fleury, perd la plus grande partie de son efficacité si elle est pratiquée dans une vallée étroite, encaissée, basse ; dans une localité malsaine, en proie à des maladies endémiques, visitée par des épidémies. Il faut à l'hydrothérapie le concours d'un air salubre, pur, vif, sec, incessamment renouvelé par les vents, tel en un mot, qu'on le rencontre sur les montagnes ou dans certaines localités — vallées ou plaines — vastes, bien aérées, à végétation abondante et robuste. Les établissements placés dans le sein des grandes villes, seront toujours inférieurs à ceux qui s'élèvent au sein d'une campagne bien choisie. »

C'est là l'opinion de l'un des fondateurs de l'hydrothérapie. L'on voit combien il vante les avantages de la cure hydrothérapique faite à la campagne dans un établissement spécial.

Pour se soumettre à pareil traitement, on a rompu avec ses occupations, avec ses affaires, avec ses soucis ; on s'est arraché au milieu familial ou mondain qui entretenait souvent des habitudes mauvaises, qui exerçait souvent aussi une influence morbide ; et l'on trouve la vie au grand air, le repos à l'air pur, une hygiène alimentaire mieux comprise, un genre de vie approprié et prescrit par le médecin.

Dans les ruines du sanctuaire du temple d'Esculape à Epidaure, l'on a retrouvé une curieuse inscription de l'époque romaine.

« Il y est question d'un Julius Apellas qui, étant affligé de dyspepsie, fut soumis à un traitement dont voici les grandes lignes : ne jamais se mettre en colère, se soumettre à un régime spécial composé de fromage, de pain, de persil, de laitue, de morceaux de citron bouillis dans de l'eau, de lait mélangé avec du miel. Il était aussi recommandé à Apellas de courir dans le gymnase, de se balancer, de se frotter le corps de poussière, de se promener nu-pieds, de prendre un bain chaud après s'être versé de l'eau sur le corps, de se laver et de se frictionner lui-même, sans oublier pourtant de compter une drachme attique au baigneur dont il n'aurait pas requis les services, de se frotter de sel et de

moutarde et enfin de sacrifier à Esculape »
(Georges Perrot). Appellas quitta le temple
guéri de ses maux d'estomac.

N'y a-t-il pas en germe, dans le traitement
imposé à Apellas, par des prêtres d'Esculape,
l'esquisse de ceux dont nous usons aujourd'hui ?
Si nous ajoutons que du fait de son voyage, de
l'éloignement, le malade était complètement sé-
paré de son milieu et qu'il était soumis souvent
à certaines pratiques destinées à modifier son
état mental, nous trouverons réunis concourant
au même but : hydrothérapie, régime végétarien,
exercice, traitement moral, isolement.

Cure hydrothérapique ne signifie pas traitement par la douche, mais un ensemble de
moyens parmi lesquels l'hydrothérapie peut
jouer le rôle principal, et qui sont l'hygiène générale et la diététique, l'isolement, le repos et
l'exercice, le traitement moral, la cure d'air.

Cet ensemble de moyens ne se trouve que dans
un établissement spécial.

Le médecin y vit près de ses malades, il les
suit. La direction est ininterrompue. Par sa
présence, par le traitement moral, il exerce une
action bienfaisante et facilite la disparition des
idées maladives, parasites du cerveau. Il soutient dans ses défaillances le malade certain de

trouver auprès de lui, pendant sa cure, aide et conseils.

Mais quelque grand que soit le rôle du médecin, il n'est pas tout ; le malade est aussi l'artisan de sa guérison, il doit vouloir guérir, le vouloir bien, le vouloir longtemps ; et comme le disait Hippocrate, il y a plus de 2000 ans : « L'art se compose de trois termes : la maladie, le malade et le médecin. Le médecin est le desservant de l'art ; il faut que le malade aide le médecin à combattre la maladie. »

DIVONNE. — L'ÉTABLISSEMENT

Divonne, village du département de l'Ain, à deux kilomètres de la frontière suisse, est adossé au Jura qui le protège des vents du nord, et regarde les Alpes de Savoie et le Mont-Blanc qui forment le fond du paysage. Par sa position, par son altitude (495 mètres), il domine le lac de Genève (375 mètres) auquel le relie une plaine en pente douce, couverte de bois et de prairies.

L'air y est pur et vif, et, circonstance des plus favorables à la cure d'air, constamment brassé par les vents. La brise qui le matin souffle de la plaine vers la montagne, et le soir de la montagne vers la plaine, à cause de la différence de densité des couches d'air. entretient une grande fraîcheur et rend les matinées et les soirées agréables même pendant les chaleurs de l'été.

La température moyenne du 1er juin au 1er octobre oscille entre 18 et 25 degrés centigrades. Vers la fin de juillet on peut noter quelques journées de chaleur, ainsi qu'au commencement d'août : 27 à 29 degrés centigrades (Bottey).

Par suite de sa situation, Divonne jouit d'un climat tempéré, intermédiaire entre les climats de plaine et les climats d'altitude. Parfaitement adapté aux malades atteints d'affections nerveuses, il ne provoque pas chez eux les phénomènes d'excitation que l'on observe souvent dans les altitudes supérieures.

Le site de Divonne, les conditions climatiques et les sources séduisirent le Dr Paul Vidart. En 1848, il y fonda un établissement hydrothérapique qui porta bientôt au loin la renommée de son fondateur.

Un bâtiment spécial abrite piscines, salles de douches, etc., et les appareils utiles à un traitement hydrothérapique complet ; il est chauffé dès que la température extérieure le nécessite, car l'on fait, à Divonne, de l'hydrothérapie toute l'année, bien que les saisons de printemps et d'automne soient préférables.

Tout à côté sont les sources (Vidart, Emma, Barbilaine, Ausone) qui débitent 85.000 litres à la minute, et sortent de terre en bouillonnant au fond de leurs bassins naturels. Quelle que soit la température ambiante, quelle que soit la saison, elles n'atteignent jamais plus de 7 degrés centigrades. Leur eau pure, limpide, très aérée et très agréable à boire est d'une digestion facile.

Analyse pratiquée par M. Pyrame-Morin de Genève.

(Substances dissoutes par 1.000 grammes d'eau).

Gaz dissous.

Acide carbonique.	traces
Oxygène, 1 centimètre cube	0,001,432
Azote, 5 centimètres cubes.	0,006,339

Sels, Bases.

Bicarbonate de chaux.	0,225,560
Bicarbonate de magnésie.	0,021,590
Phosphate de chaux	traces sensibles
Azotate de chaux.	traces
Chlorure de potassium	0,000,670
Chlorure de sodium	0,000,687
Silice.	0,001,965
Oxyde de fer.	
— de manganèse.	0,008,395
— d'alumine.	
	0,266,638

Les bâtiments réservés aux malades se trouvent dans le parc. Devant eux est une terrasse orientée au midi et d'où la vue s'étend sur le lac de Genève, le Mont-Blanc et les Alpes de Savoie. Dans l'un de ces bâtiments, le plus récent, chaque chambre dispose d'un balcon large, complè-

tement isolé des balcons voisins et suffisamment abrité pour permettre d'y faire la cure de
repos et d'isolement, même par mauvais temps.

Le parc d'une étendue de 22 hectares, est divisé
en deux parties. Dans la plus grande, la Divonne
prend sa source ; elle la traverse dans toute son
étendue. Les bois y voisinent avec les prairies ;
de nombreux chemins ombragés ou à découvert
y sont tracés, qui permettent de faire préaction
et réaction à l'abri de la poussière des routes et
des rayons ardents du soleil.

Dans la partie du parc qui leur est réservée,
isolée et tranquille et d'où l'on domine un large
horizon, les malades soumis à la cure de repos
en plein air, trouvent, tout à côté, dans la
« Ferme », lait et œufs quand ce complément
d'alimentation a été ordonné, et cela, sans avoir
à interrompre leurs séances de repos.

Pas de casino, pas de « roulette », pas de « pe-
tits chevaux ». Les seules distractions sont
celles que donne la vie au grand air. Routes pla-
tes et montueuses abondent dans les environs
immédiats de Divonne, permettant de « doser »
l'exercice : marche ou bicyclette et des tennis-
courts offrent à ceux à qui l'exercice du tennis
n'est pas défendu l'occasion de varier les plai-
sirs.

Dans un but thérapeutique, le Dr P. Vidart avait fondé un petit théâtre dont les acteurs étaient ses malades. *Castigat ridendo humores.* — « En effet, le malade qui veut bien prendre une part active à ces représentations, trouve l'occasion d'exercer sa mémoire, ses facultés... et s'il est atteint de quelque névrose, ce qui est le plus souvent le cas, il oublie, ne fût-ce que momentanément, les préoccupations causées par les souffrances et il ressent alors toutes les salutaires influences que le moral exerce sur le physique »..... « si la timidité l'emporte, ou s'il est atteint d'une affection qui ne peut lui permettre de prendre un rôle actif, il assiste comme simple spectateur dans un coin de la salle et dans cette distraction passive il trouve encore le moyen d'oublier ses misères » (P. Vidart).

Les traditions du fondateur se sont conservées, le théâtre existe toujours et ouvre régulièrement ses portes.

HYDROTHÉRAPIE

L'hydrothérapie est la méthode de traitement des maladies par l'eau. L'eau est employée surtout en applications externes, c'est l'application de l'eau à la surface du corps qui constitue la méthode hydrothérapique.

La peau se compose d'une couche superficielle très mince, organe protecteur : l'épiderme, et d'une couche plus profonde : le derme ; celui-ci renfermant des fibres élastiques et musculaires, des glandes, des vaisseaux et des nerfs. L'appareil élastique et musculaire est entièrement sous la dépendance de la variation de la température ; la chaleur amène son relâchement ; le froid sa contraction.

Dans la peau, les vaisseaux sanguins, sous forme de capillaires très fins et très nombreux forment un réseau extrêmement riche ; ils peuvent diminuer leur capacité, suivant l'excitation qui leur parvient ou l'augmenter au point d'arriver à contenir les trois dixièmes de la masse totale du sang ; ils forment ainsi une sorte de cœur cutané.

Les filets nerveux dont l'action s'exerce sur des capillaires sanguins sont excessivement nombreux ; ce sont eux qui font augmenter ou diminuer le calibre de ces vaisseaux et, quand l'on songe que cette action se fait sentir sur les centaines de mètres carrés de capillaires de la peau étroitement liés à l'appareil central de la circulation, l'on comprend les effets puissants de l'hydrothérapie.

Les terminaisons nerveuses de la peau veillent sur la plupart des fonctions organiques du corps humain ; les excitations les plus fréquentes auxquelles elles sont exposées sont celles du chaud et du froid ; or sur la peau existent des points spéciaux pour les sensations de chaud et de froid. La sensation de chaleur se développe lentement ; la sensation de froid provoquée sur l'un des points sensibles au froid, a la rapidité de l'éclair, c'est ce qui explique l'impression de choc donnée par l'eau froide.

La peau est l'organe de régulation de la chaleur animale, régulation qui s'obtient par le maintien d'un équilibre entre la production et la déperdition du calorique.

Les vaisseaux et nerfs de la peau sont les principaux agents du maintien de son équilibre et c'est sur eux qu'agit l'hydrothérapie.

L'eau peut être employée chaude ou froide, avec ou sans pression, donc avec ou sans effets percutants, et l'on obtient ainsi toute une gamme de procédés qui, par la température variable de l'eau, par l'association des températures, élevée ou basse, par la percussion nulle ou forte, par la durée très courte ou plus ou moins prolongée de l'application, permettent d'adapter le traitement à la résistance plus ou moins grande du malade et aussi d'obtenir des effets opposés. Les résultats de ce traitement sont la sédation et l'excitation; il y a une méthode hydrothérapique sédative, une méthode hydrothérapique excitante et tonique; le rôle du médecin est de savoir choisir parmi les nombreux procédés mis à sa disposition, ceux qui conviennent le mieux au malade, ceux qui le conduiront à la guérison.

De tous ces moyens, le plus énergique est la douche froide, et c'est vers la douche froide que doit tendre tout traitement hydrothérapique.

Action de l'hydrothérapie. La réaction.

A l'ensemble des phénomènes consécutifs à une application froide, on a donné le nom de *réaction*. C'est la réponse de l'organisme à l'atteinte de la température. Si l'on décompose cette réaction, l'on voit qu'elle comprend : 1° une réaction nerveuse ; 2° une réaction circulatoire qui doivent être examinées séparément, bien que simultanées ; elles aboutissent à une réaction thermique régulatrice de la température.

Réaction nerveuse. — L'eau froide appliquée sur la peau, détermine une excitation transmise par les nerfs sensitifs au système nerveux central, réfléchie ensuite sur la région excitée et sur d'autres ; en particulier sur les poumons, amenant ainsi des mouvements respiratoires saccadés et convulsifs.

Réaction circulatoire. — Sous l'action du froid et par l'intermédiaire de la réaction nerveuse les vaisseaux de la peau se contractent et chassent le sang vers les parties profondes, plus particulièrement dans les vaisseaux intra-abdominaux. Ce sang revient dans les artérioles ou les capillaires d'où il avait été chassé, en quantité plus ou moins grande, proportionnée à l'intensité du froid et à la durée de l'opération. Cet exode et ce reflux du sang sont extrêmement marqués, quand l'application froide s'étend sur toute la surface du corps, comme cela existe avec la douche, à cause de l'énorme réseau sanguin de la peau qui se remplit de sang nouveau à

2

chaque contraction cardiaque. L'ensemble de ces vaisseaux sanguins forme une sorte de *cœur cutané*.

Sous l'influence du froid, il y a abaissement de la température de la peau. Le sang que celle-ci contient se refroidit. L'organisme cherche à lutter contre ce refroidissement et ses efforts tendent à ramener la température du corps à la normale. Pour cela, les centres nerveux thermiques, ceux qui président à la régulation de la température entrent en action et ramènent peu à peu le corps à la température normale. Cette réaction est la réaction immédiate, celle qui suit immédiatement la douche froide et dont la durée est passagère.

« On se tromperait étrangement si l'on croyait que le thermomètre, que l'observation des phénomènes physiques peuvent ici rendre un compte satisfaisant des modifications importantes, si remarquables qui surviennent dans les principales fonctions de l'économie. La température animale abaissée d'environ deux degrés par la douche, revient rapidement à son chiffre physiologique et le dépasse de quelques degrés ; le pouls s'accélère de 2 à 4 pulsations. La peau se colore plus ou moins et présente dans toute son étendue, quand la réaction est énergique, un rouge vif; elle est le siège d'une sensation de chaleur très prononcée, de telle sorte que, si la douche est bien administrée, en rapport avec la puissance de réaction du sujet, jamais l'application froide n'est suivie de chair de poule, de frissons, d'une sensation de froid.

La respiration est large, facile, l'individu se se nt fort, dispos, agile et la sensation de la faim ne tarde pas à se faire sentir. Voilà tout et cependant sous l'influence *souvent renouvelée et longtemps continuée* de ces phénomènes si insignifiants en apparence, on voit se produire les changements, les transformations les plus extraordinaires dans le tempérament, la composition du sang, les fonctions de circulation, de respiration, de digestion, de nutrition, d'absorption, d'innervation (L. Fleury).

L'effet produit par la douche froide, ne se borne pas à un effet immédiat. La répétition de l'application froide produit des effets à distance, c'est la *réaction organique,* ensemble des modifications opérées dans l'organisme et se montrant à une échéance plus ou moins éloignée, modifications considérables dans les échanges nutritifs, dans le fonctionnement des divers organes, dans les relations des organes entre eux ; réunion de phénomènes qui se passent dans l'inti-

mité des cellules de l'organisme, dans les milieux qui les baignent et qui modifient au plus
haut point la nutrition de l'individu.

Toutes ces modifications se font par l'intermédiaire du système nerveux.

La sécrétion des *hormones* doit aussi subir
des modifications favorables. Les *hormones*, produits de sécrétion interne, « ne sont pas elles-
mêmes ni créatrices, ni réparatrices d'énergie,
elles ne font que modifier en diverses manières
ce travail cellulaire. Il faut considérer que les
principaux organes de sécrétion interne réagis-
sent les uns sur les autres, par leurs sécrétions
respectives. De là les multiples répercussions
que peut susciter dans tout l'ensemble des glandes vasculaires sanguines une altération primi-
tivement localisée à l'une d'elles.

Les *hormones* modifient en diverses manières
le fonctionnement du système nerveux qui est
lui-même avec le système des sécrétions inter-
nes, le grand régulateur général de l'économie. »
(Hallion.)

TRAITEMENT HYDROTHÉRAPIQUE

Toute application hydrothérapique froide doit être précédée d'un exercice qui élève la température du corps, augmente la calorification. La différence entre la température de la peau et celle de l'agent réfrigérant est accrue. Le choc est plus grand, la réfrigération de la peau plus marquée, et l'impression produite sur le système nerveux plus intense, d'où réaction plus forte. C'est à obtenir ces bons effets que vise la *préaction*.

La préaction est l'échauffement du corps par un exercice musculaire, immédiatement avant la douche, exercice plus ou moins prolongé, mais proportionné à la vigueur et à la résistance du sujet, et qui doit toujours être fait en plein air. De tous ces exercices, le meilleur à cause de son caractère automatique, à cause de la facilité que l'on a de le graduer, est la marche.

La préaction ne doit pas déterminer de fatigue, elle doit donner une légère moiteur de la peau. La transpiration, à moins qu'elle ne soit

trop abondante, qu'elle ne soit une cause de fatigue, n'est pas à redouter, et il n'y a nul incon-
vénient, contrairement à une opinion courante,
à prendre une douche froide pendant que le
corps est en sueur : à condition toutefois, et cela
est indispensable, qu'il n'y ait ni essoufflement,
ni battements du cœur précipités.

Pour favoriser la réaction qui suit la douche,
un exercice musculaire est nécessaire, et le meilleur est la marche. Marche faite d'un pas modéré, en évitant la transpiration : pour ne pas,
en ramenant trop vite le corps à sa température
physiologique, diminuer la durée de cette réaction. La réfrigération qui suit toute opération
hydrothérapique froide serait, dans le cas contraire, de trop courte durée pour être favorable
au malade, et c'est là, la raison des résultats
meilleurs que donne le traitement hydrothérapique dans les saisons intermédiaires, printemps
et automne.

Pour les faibles, les épuisés, préaction et réaction peuvent, par des moyens divers, se faire
sans dépense de forces ; préaction et réaction
sont passives.

Tant de causes peuvent entraver la réaction
que le malade doit apporter le plus grand soin
à la favoriser.

L'aptitude réactionnelle du sujet est souvent difficile à connaître, aussi le médecin doit-il, presque toujours, lui-même donner la douche.

Il doit agir avec une grande prudence et une sage lenteur dans l'augmentation progressive de la durée et de l'intensité des procédés et les varier suivant les exigences quotidiennes de la maladie, suivant les dispositions du malade, suivant, aussi, les variations de l'atmosphère.

C'est d'une juste appréciation de cette aptitude à la réaction que dépendent et la bonne direction et les bons effets de l'hydrothérapie.

ENERGÉTIQUE ALIMENTAIRE
DIÉTÉTIQUE

« L'être vivant nous apparaît comme le siège d'une incessante circulation de matière et d'énergie qui part du monde extérieur pour y revenir. Cette matière et cette énergie, c'est précisément tout l'aliment » (Dastre, *La vie et la mort*).

Les aliments sont des substances introduites dans l'organisme pour : 1° subvenir à ses dépenses en forces vives ; 2° fournir des matériaux de réparation ou de croissance s'il y a lieu (Lapicque).

L'aliment est de l'énergie en puissance. Il contient une énergie potentielle dont une partie servira au travail mécanique, dont une autre partie, la principale, sera rejetée à l'état de chaleur.

La question de l'alimentation, de l'hygiène alimentaire, du régime, est donc de première importance : d'une hygiène alimentaire défectueuse, c'est-à-dire non adaptée à l'individu, découlent un grand nombre de troubles pouvant engendrer des affections graves et qu'il serait facile d'éviter.

Les aliments se divisent en : albuminoïdes (viandes), hydrates de carbone (légumes et céréales), graisses. Une seule catégorie d'aliments ne peut suffire à la vie. Toutes les expériences ont montré l'impossibilité absolue d'entretenir la vie dans des conditions normales par l'usage exclusif d'une espèce alimentaire toujours la même (albuminoïdes seuls ou graisses seules) ; pour que les forces énergétiques puissent se développer, l'emploi simultané des trois catégories d'aliments est nécessaire, exception faite cependant, pour les hydrates de carbone.

L'entretien de la machine humaine demande un certain nombre de calories. La production des énergies nécessaires à la vie pendant le repos demande un certain nombre de calories, nombre plus grand pendant le travail.

Tout dans l'organisme doit donc tendre à produire la quantité d'énergie utile et rien que la quantité utile, en n'imposant pas un travail exagéré et inutile aux organes chargés de transformer les aliments en énergie (appareil digestif) et à ceux chargés de conduire et de distribuer cette énergie (système nerveux). « Si l'on est gourmand, écrivait Tronchin à Diderot, il faut s'en corriger, car les jours des gourmands sont comptés. »

L'on admet que le nombre de calories nécessaires pour maintenir le corps humain dans un
état de santé normal est de 2.500 calories ; c'est
la ration d'entretien ou de demi-repos. A l'état
de demi-repos, la ration alimentaire doit contenir de 60 à 80 grammes d'albumine, 70 grammes de graisse, et de 400 à 500 grammes d'hydrates de carbone. Pour suffire aux besoins de
l'organisme, les variations, s'il y a nécessité,
devront porter non sur les graisses, malgré leur
pouvoir calorigène double, parce qu'elles sont
difficilement digérées, mais sur les deux autres
catégories d'aliments, de préférence sur les
hydro-carbonés.

Nous pouvons tirer un grand avantage de la
réduction de notre ration alimentaire, et habi-
tuer facilement notre organisme à fonctionner
plus économiquement avec une ration de 2.000
calories. Et si les premiers temps d'une réduction dans la quantité des aliments ingérés, l'on
sent la faim davantage, en même temps que les
forces semblent diminuer, c'est que l'estomac
s'est habitué à ne se déclarer satisfait qu'avec
un certain poids d'aliments et que le moteur
humain lui aussi s'est accoutumé à fonctionner
avec une quantité donnée de calories. L'organisme apprend peu à peu à mieux utiliser les

aliments, le combustible mis à sa disposition, à fonctionner avec économie. Avec des recettes moindres, le rendement est meilleur et du même coup sont supprimées ou tout au moins considérablement diminuées la production et la rétention de poisons extrêmement nocifs.

« Mangez sobrement, préférez les aliments les plus simples, menez une vie active, vous n'aurez ni étourdissements, ni tintements d'oreilles, ni digestion lente » (*Lettre de Tronchin au baron d'Aigunès*).

Aliments d'origine animale.

	EAU	ALBUMINOÏ-DES	GRAISSES	HYDRATES DE CARBONE	CENDRES	POUVOIR ÉNERGÉTI-QUE (1)
	gr.	gr.	gr.	gr.	gr.	calories.
1. Viande de bœuf moyennement gras ...	720,3	209,6	54,1	4,6	11,4	1330
2. — (maigre)	763,7	207,1	17,4	»	11,8	977,3
3. Veau (maigre).........	788,2	198,6	8,2	»	5	862,2
4. Mouton (moyennement gras)..	757,9	171,1	57,7	» .	13,3	1190,2
5. Porc (gras)	474	145,4	373,4	»	7,2	3876,2
6. Jambon	487,1	159,8	346,2	»	6,9	3681.2
7. Cervelle...................	727,6	105,4	153,5	11,3	2,2	1830,2
8. Poule	700,6	184,9	93,4	12	9,1	1609,1
9. Jaune d'œuf.................	510	161,2	313,9	4,8	10,1	3433,7
10. Blanc d'œuf	855	128,7	2,5	7,7	6,1	565,5
11. Lait de vache...............	871,7	35,5	36,9	48,8	7,1	645,9
12. Crème...................	688,2	37,8	228,6	42,3	5,3	2321,3
13. Beurre	135,9	7,4	843,9	6,2	6,6	7510,6
14 Gruyère	343,8	294,9	297,5	14,6	49,2	3859,8
15. Saumon	642,9	216	127,2	»	13,9	1982,8
16. Brochet	796,3	184,2	5,3	4,6	9,6	798,1
17. Huîtres...................	805,2	90,4	20,4	64,4	19,6	798,5
18. Miel........	206	7,6		37,5 764,4 (sucre)	2,5	2887,3

(1) Pouvoir énergétique calculé en retranchant la quantité des matières alimentaires rejetées dans les fèces.

Aliments d'origine végétale.

	EAU	ALBUMINOÏDES	GRAISSES	HYDRATES DE CARBONE	CELLULOSE	CENDRES	POUVOIR ÉNERGÉTIQUE (1)
	gr.	gr.	gr.	gr.	gr.	gr.	calories.
1. Pommes de terre...	749,8	20,8	1,5	210,1	6,9	10,9	931,9
2 Carottes...........	867,9	12,3	3	91,7	14,9	10,2	456,9
3. Chou	899,7	18,9	2	48,7	18,4	12,3	306,2
4. Champignon..	912,8	37,4	1,5	35,1	8,4	4,8	296,2
5. Épinards	884,7	34,9	5,8	44,4	9,3	20,9	361
6. Laitue.............	943,3	14,1	3.1	21,9	7,3	10,3	174,1
7. Lentilles..........	123.3	259,4	19.3	528,4	39,2	30.4	3231,2
8. Haricots	114,4	236.6	19,6	556	39,8	36,6	3173,4
9. Riz...............	125,8	67,3	8,8	784,8	5,1	8,2	3437,7
10. Farine de froment..	133,7	102,1	9,4	747,1	2,9	4,8	3410,4
11. — d'avoine.....	96,5	134,4	59,2	670,1	18,6	21,2	3686,7
12. — d'orge	148,3	113,8	15,3	712,3	4,5	5,8	3365
13. Farines amylacées ..	161,4	11,8	0,6	821,3	1,3	3,6	3314,5
14. Pain	355,9	70,6	4,6	514.6 / 40,2 sucre.	3,2	10,9	2480,6
15. Nouilles...........	130,7	90,2	3	767,7	11	8,4	3392,5
16. Poudre de cacao ...	45,4	196,6	316,1	298.6	58,5	84,8	4613,5
17. Chocolat	18,9	61,8	210,2	132,7 / 54,4 sucre.	13,5	18,9	4477
18. Sucre de canne.....	2,3	»	»	2,3 / 987, sucre.	»	8,4	3550,9

(1) Pouvoir énergétique calculé en retranchant la quantité de matières alimentaires rejetées dans les fèces,

L'on voit par la simple lecture de ces tableaux (empruntés à Roger) que les aliments d'origine végétale, les hydro-carbonés ont un pouvoir énergétique beaucoup plus grand que les aliments d'origine animale (à l'exception du beurre et du gruyère), et l'on peut ainsi constater la fausseté du préjugé si enraciné que seule la viande donne de la force. La viande est plus excitante, mais son pouvoir énergétique est beaucoup moins grand.

Le régime doit donc comprendre beaucoup d'hydro-carbonés et juste assez de viande pour obtenir la quantité d'albumine nécessaire. C'est que si les viandes sont absorbées d'une manière habituelle et à chaque repas en trop grande quantité, leur digestion intestinale donne naissance à des putréfactions et à toute une série de produits toxiques, dont la destruction nécessaire est obtenue par l'intermédiaire de certains organes. Ceux-ci, par suite du surmenage continu auquel ils sont soumis se fatiguent, s'altèrent, ne peuvent plus suffire à leur tâche : l'organisme devient malade.

De plus, les viandes ne renferment pas tous les éléments fondamentaux de l'alimentation.

Tout autres sont les aliments d'origine végétale, les hydro-carbonés. Ce sont les aliments

les plus facilement absorbables, ceux qui libè-
rent le plus facilement leur énergie.

1° Ils renferment les éléments fondamentaux
de l'alimentation humaine (sels, graisses, hydrates de carbone, albumine) (celle-ci en moindre
quantité que les albuminoïdes). Ils suffisent à
une alimentation complète.

2° Ils donnent lieu dans le tube digestif à beaucoup moins de fermentations anormales et de
déchets toxiques dangereux. Ils sont antiputri-
des, plus particulièrement le riz.

3° Ils sont plus riches que les viandes en matières minérales, sont essentiellement des éléments minéralisateurs.

4° Ils sont essentiellement calorigènes et énergétiques, car il semble bien établi qu'ils sont la
véritable source de l'énergie musculaire (Claude
Bernard, Chauveau).

Par l'expérimentation, l'on a vu que le travail
mécanique fourni par les sujets soumis à un régime exclusivement hydro-carboné, est plus
grand que celui fourni par les carnivores.

De tous temps, les effets nuisibles du régime
carné ont été connus : « Les corps appesantis par
les viandes sont accablés de maladies » (Saint
Basile le Grand). L'homme n'est faict pour la
viande » (Proverbe recueilli par le médecin
champenois Jean le Bon).

Peut-on vivre sans viandes ? Oui, l'on peut vivre sans manger de la viande. La suppression complète de la viande est une chose possible et compatible avec une santé excellente.

Nous citerons l'observation d'un médecin, le Dr P. C., observation suivie pendant cinq années. Le Dr P. C. s'est abstenu de toutes viandes et a restreint son alimentation.

Avant l'adoption du régime en question, le sujet, âgé maintenant de 40 ans, présentait des troubles divers ; de plus, son poids invariable depuis l'âge de 20 ans s'était mis à augmenter d'une façon anormale depuis quelques mois ; l'endurance au travail physique commençait à diminuer, le nombre de kilomètres parcourus chaque année à bicyclette était tombé de 4.000 à 2 000, et les étapes de 100 kilomètres dans une journée devenaient un maximum qui n'était atteint qu'avec une réelle fatigue. La résistance au surmenage intellectuel diminuait aussi peu à peu.

Depuis l'adoption de ce régime, le sujet a été soigneusement étudié, et pendant les trois dernière années, plus de 200 analyses urinaires ont été faites en notant soigneusement le menu correspondant.

Le régime représente environ 2.200 calories par jour avec 60 à 70 grammes d'albumine.

Après cinq ans de ce régime, voici ce que l'on a constaté :

1° Maintien du poids normal avec faibles oscillations saisonnières.

2° Disparition des dépôts uratiques, diminution des purines et de l'acide urique, réduits à la normale.

3° Le temps consacré au sommeil, qui devait être autrefois de huit heures *au moins*, n'est plus que de 6 à 7 heures *au plus* (en été souvent 4 à 5 heures seulement, les jours de sortie à bicyclette).

4° Autrefois le travail intellectuel ou physique était très pénible le matin, maintenant il est aussi aisé que celui du soir.

5° Grande augmentation de l'endurance physique. Le kilomètre annuel à bicyclette qui était tombé à 2.000 kilomètres, remonte à 3.500 en 1903, 4.553 en 1904 et 5.436 en 1905. Les étapes passent de 100 kilomètres *avec fatigue* à 180 kilomètres en 1904 et 200 en 1905 *sans fatigue*, quoique effectuées à une plus vive allure.

6° Plus grande facilité pour le travail intellectuel, production plus considérable avec moins de fatigue.

7° Le caractère est devenu moins irritable, plus calme, plus pondéré, sans pour cela devenir apathique et sans rien perdre de son énergie, bien au contraire.

Les mets agréables au goût et bien préparés se digèrent beaucoup mieux.

Les sensations fournies par la vue et le goût ont une influence très grande sur la sécrétion gastrique. La vue des aliments, leur contact avec les papilles gustatives de la langue amènent la production presque immédiate de suc gastrique ; c'est la sécrétion psychique. La sécrétion gastrique apparaît plus tardivement quand la sécrétion psychique faiblit.

Si, par un procédé particulier, on introduit dans l'estomac d'un chien 100 grammes de viande, l'on constate que : 1° si l'animal ignore ce qui se passe, la quantité de viande digérée est de 6 grammes au bout d'une heure et demie et de 18 grammes au bout de 5 heures ; 2° si l'appétit du sujet a été excité. si la sécrétion psychique s'ajoute à la sécrétion gastrique, le poids de viande transformée est de 30 grammes après une heure et demie et de 85 grammes après 5 heures.

Il faut manger lentement.

Une mastication hâtive a des conséquences fâcheuses, qui sont :

1° Division insuffisante des aliments ;

2° Insalivation nulle ;

3° Trop grande quantité d'aliments. Mangeant vite on mange davantage.

L'estomac, surchargé d'aliments, éprouve en outre plus de difficulté à digérer des aliments mal divisés. La digestion intestinale est défectueuse, il y a infection avec souvent selles féti‑des. De graves troubles de nutrition peuvent se produire.

Jacquet a fait voir l'énorme importance de la division des aliments ; il a montré l'influence mauvaise de la tachyphagie (du grec : manger vite) sur le visage : « Les enfants étant si beaux, pourquoi tant d'adultes sont-ils si laids ? C'est, pour une part, parce que la vie nous enlaidit et la vie, c'est dans une certaine mesure, la *manière de vivre*. C'est la surirritation gastrique. La manière de manger est aussi importante que ce qu'on mange. C'est la surirritation de la mu‑queuse digestive qui, irradiant par l'intermé‑diaire du système vago-sympathique aux centres nerveux et aux nerfs de la face, actionne les tissus, surmène les fonctions, les dérègle et les force, distend les vaisseaux, échauffe, enlumine le visage et le fleurit de fleurs malsaines. La langue, a-t-on dit, est le miroir de l'estomac, le visage l'est à un plus haut point encore. »

Donc manger peu, manger lentement avec

mastication complète, même les aliments comme les pâtes alimentaires, les purées. H. Chittenden (Yale University), expérimentalement a montré que des sujets soumis à cette mastication systématique et prolongée de tous leurs aliments, arrivèrent à réduire de moitié et même des deux tiers la quantité d'aliments. Pourtant ils devinrent plus forts, plus vifs, plus gais et jouirent d'une meilleure santé que leurs compagnons témoins, qui eux avaient été laissés à leur régime habituel.

« Qui ne mange que pour se garder de mourir, ne lui faut point de drogue. »

Matières minérales.

Les matières minérales considérées autrefois comme des aliments de pur soutien, jouant un rôle de préférence passif, jouissent au contraire de propriétés importantes. Suivant qu'elles sont retenues ou éliminées en trop grande ou trop petite quantité, suivant que l'apport de ces matières est trop grand ou insuffisant, se produisent des désordres plus ou moins graves dans la santé générale.

Les cellules vivent dans un milieu aquatique. Tous les phénomènes vitaux se produisent dans l'eau contenant des sels, des matières minérales en suspension. Dans ces milieux, les sels se décomposent en une infinité de parcelles propres à s'électriser différemment : ce sont les ions électro-positifs et les ions électro-négatifs.

Peut-être est-ce à cette propriété, qu'en partie ces matières doivent leur pouvoir d'actionner la physiologie du nerf, du muscle, d'une série d'organes et de modifier les échanges (Charrin). En un mot, les matières minérales jouent un rôle énorme dans les phénomènes de nutrition. Nous en ingérons environ 20 grammes par 24 heures.

Composition minérale des principaux aliments.

	K^2O	Na^2O	CaO	MgO	Fe^2O^3	P^2O^5	So^3	Cl	SiO^3	TOTAL
Bœuf	4,222	1,069	0,276	0,368	0,05	4,697	0,112	0,528	0,078	11,4
Poisson de mer	1,79	4,71	0,44	0,24	»	1,77	0,04	4,91	»	13,9
Poisson de rivière	2,29	1,95	0,69	0,35	»	3,65	0,023	0,44	»	9,6
Jaune d'œuf	0,935	0,59	1,314	0,212	0,163	6,608	»	0,193	0,083	10,1
Blanc d'œuf	1,816	1,825	0,16	0,161	0,033	0,255	0,122	0,665	0,063	6,1
Lait de vache	1,446	1,110	1,267	0,168	0,003	1,488	0,156	1,462	»	7,1
Pommes de terre	6,758	0,303	0,270	0,504	0,112	1,725	0,667	0,354	0,207	10,9
Epinards	3,422	7,276	2,452	1,319	0,68	2,103	1,422	1,298	0,927	20,9
Chou	3,296	1,809	1,722	0,517	0,197	1,624	1,574	0,922	0,639	12,3
Laitues	2,606	3,636	1,215	0,443	0,134	1,123	0,402	0,432	0,309	10,3
Lentilles	10,567	4,105	1,927	0,751	0 608	11,035	»	1,407	»	30,4
Haricots	15,978	0,541	2,316	2,766	0,116	12,894	1,47	0,312	0,207	36,6
Riz	1,432	0,452	0,377	0,88	0,154	3,324	0,07	0,07	0,494	8,2
Farine de froment	1,471	0,144	0,163	0,57	0,061	2,219	0,065	0,015	0,092	4,8
Farine d'avoine	4,216	0,391	0,848	1,679	0,278	6,039	0,419	0,222	7,108	21,2
— d'orge	1,213	0,139	0,165	0,512	0,069	2,036	0,104	1,503	0,059	5,8
Pain	1,93	0,18	0,6	0,72	0,04	4,56	0,07	0,39	0,16	10,9
Pomme	1,745	1,276	0,202	0,429	0,067	0,671	0,295	»	0,215	4,9

Ce sont les aliments hydro-carbonés qui renferment la plus grande quantité de matières minérales.

En première ligne viennent les haricots avec 30 gr. 6, et les lentilles avec 30 gr. 4. Les épinards viennent en quatrième rang avec 20 gr.9; très peu après la farine d'avoine, 21 gr. 2.

Ce sont les haricots et les lentilles qui contiennent le plus de phosphore; les lentilles et les épinards qui renferment le plus de fer.

Les légumes verts doivent faire partie du régime normal à cause des sels et de l'eau qu'ils contiennent.

Tout organisme a besoin de sels minéraux : sels de potassium, de magnésie et de phosphore. Le muscle, le cerveau, le nerf, en un mot tous les tissus les plus importants contiennent en majeure partie ces éléments ; le sodium et le calcium appartiennent surtout aux plasmas et aux os. L'organisme a aussi besoin de corps plus rares et en petite quantité, mais très importants tels que le fer, le manganèse, l'arsenic et l'iode.

Fruits.

La désassimilation produit des acides. Ces acides pour être éliminés doivent être neutralisés par des sels alcalins. Les fruits aident puissamment à cette neutralisation, *même les fruits acides,* car les acides qu'ils contiennent se transforment dans l'économie en carbonates alcalins, qui neutralisent avec la plus grande facilité les acides provenant des albumines.

Les fruits sont très importants et par leur eau et par leurs sels. Certains ont un pouvoir énergétique très grand, telle la banane fraîche qui a sensiblement la même valeur nutritive qu'un poids égal de viande ordinaire.

A quel moment prendre les fruits ? De préférence au début des repas, leur digestibilité est plus grande. Pris le matin à jeun, ils alcalinisent l'organisme et lui donnent la quantité d'eau qui permettra de rétablir dans leur intégralité les fonctions urinaires, surtout chez les auto-intoxiqués.

Par leur parfum, les fruits produisent une intense sécrétion psychique de suc gastrique ; les fruits acidulés font apparaître de plus, une sécrétion chimique gastrique des plus marquées. Aussi a-t-on pu, non sans raison, proposer les fruits acidulés, consommés avant les repas, comme étant le meilleur et le plus efficace des apéritifs, grâce à la double sécrétion (psychique et chimique) de suc gastrique qu'ils déterminent.

C'est d'ailleurs une pratique courante aux Etats-Unis que de consommer au début des repas oranges et pamplemousses (grape-fruit).

Boissons.

L'eau est peut-être la substance la plus nécessaire au maintien de la vie.

Doit-on boire pendant les repas? Doit-on s'abstenir de boire ?

L'absorption d'une quantité de boissons trop grande (3 à 4 verres) pendant le repas est une habitude mauvaise :

1° Parce qu'il y a surcharge gastrique.

2° Parce qu'il y a dilution trop grande du suc gastrique, d'où lenteur et difficulté de la digestion.

Pendant le repas l'on doit boire à petites gorgées et peu : un à deux verres, pas davantage.

Mais une aussi faible quantité de liquide ne suffit pas à l'élimination complète par l'urine, des produits toxiques fabriqués dans l'organisme et qui y retenus, donnent à la longue naissance à des troubles graves. La quantité de boissons nécessaire varie de 750 à 1000 grammes, que l'on doit absorber entre les repas, quand l'estomac est vide. Prises dans ces conditions, les boissons agissent beaucoup plus activement, l'élimination des poisons et le lavage du sang se font plus rapidement et plus énergiquement.

Maintenir le tube digestif dans les conditions de fonctionnement les meilleures est une constatation qui s'impose. L'estomac recevra dès aliments très digestibles, c'est-à-dire des aliments qui, tout en exigeant des organes chargés de les transformer un travail modéré, fournissent à l'organisme une grande quantité d'énergie.

Pour l'intestin il en sera de même, car la digestion intestinale a autant d'importance que la digestion gastrique.

Les résidus de la digestion renferment des poisons violents. Leur séjour prolongé dans l'intestin permet la résorption de ces produits toxiques. La constipation est l'origine unique de troubles divers dont l'on va chercher bien loin la cause sans arriver à les guérir. L'intestin doit donc être exonéré de son contenu chaque jour, autant que possible à heure fixe, car il en est de lui comme de l'estomac ; l'habitude est un facteur important d'un fonctionnement régulier.

Une alimentation raisonnée et appropriée aux différents cas vient heureusement en aide à l'hydrothérapie. Régime alimentaire et hydrothérapie s'entr'aident, unissent leurs efforts, confondent leurs actions pour arriver au but commun : guérison des troubles psychiques et physiques que le malade est venu demander à Divonne et l'hydrothérapie s'allie ainsi au régime lacté, au régime végétalien (légumes et fruits), au régime végétarien (œufs, lait, beurre, légumes), aux régimes spéciaux que demandent les dyspepsies, les entérites, etc.

Par ces effets sur l'innervation, la circulation et l'absorption, l'hydrothérapie exerce une action modificatrice sur l'appareil digestif ; elle agit sur les spasmes, sur l'atonie, sur les troubles de sécrétion par excès ou par insuffisance ; elle permet une utilisation meilleure des régimes, elle prépare et renforce l'action de la diététique.

REPOS ET ISOLEMENT

L'ensemble des manifestations de l'activité vitale constitue ce qu'on appelle les forces de l'homme, l'énergie ; ce mot étant pris avec la signification qu'il a en physique.

Le moteur humain produit de l'énergie ; la production indéfiniment continue de cette éne r-gie est la source de troubles graves dans la constitution du moteur et son fonctionnement. Ralentir cette production, donner un certain repos au moteur est nécessaire ; aussi périodiquement et naturellement, y a-t-il diminution de la production de l'énergie et par conséquent repos du moteur. Le sommeil n'a pas d'autre but. C'est pour cela que le sommeil doit être suffisamment prolongé pour permettre l'accomplissement régulier des fonctions vitales, le développement et l'emploi normaux de l'énergie.

Tout moteur a besoin d'un combustible, que, par des procédés divers, il transforme en énergie. Le combustible doit être bon et les différents organes du moteur en parfait état pour que la somme d'énergie requise soit produite sans fatigue et avec économie.

Chez l'homme le combustible, ce sont les aliments. Ils sont de l'énergie en puissance ; et le système nerveux, l'énergie étant produite, la conduit et la distribue. Il a donc un rôle des plus considérables dans le fonctionnement de l'organisme, et l'on comprend que son affaiblissement ou son excitation exagérée, jettent un trouble considérable dans le fonctionnement de tous les organes.

Une alimentation insuffisante peut être la cause de troubles dans les fonctions nerveuses ; mais ce n'est pas assez d'une alimentation abondante pour un système nerveux affaibli et à plus forte raison épuisé, qui ne peut transmettre et distribuer l'énergie produite avec toute la vitalité nécessaire à l'accomplissement normal des fonctions. Il faut une alimentation abondante et dont la transformation demande peu de travail, il faut aussi du repos.

Il semble que, dans ce cas, le système nerveux ne puisse suffire à plusieurs tâches à la fois, comme c'est la règle à l'état normal ; il semble qu'il ne puisse distribuer efficacement l'énergie que pour un seul but bien déterminé ; c'est ce qui se passe, par exemple, pendant le travail digestif. Il ne peut suffire en même temps, au travail de la digestion et à un exercice musculaire modéré : une courte promenade, par exemple, faite immédiatement après le repas.

Qu'un malade dont la digestion est lente et difficile par insuffisance nerveuse fasse une promenade immédiatement après son repas, la digestion deviendra plus lente, plus difficile, plus pénible et la fatigue se fera très rapidement sentir, la promenade sera un supplice au lieu d'être un plaisir.

Qu'au contraire, il s'allonge immédiatement après son repas ; qu'il reste allongé, pendant une ou deux heures ou jusqu'à la fin de la digestion, et celle-ci sera plus facile, plus rapide, moins douloureuse,

C'est que le système nerveux a pu concentrer en un seul point toute l'activité dont il était capable et distribuer à un seul organe, le tube digestif, toute l'énergie dont il avait besoin pour transformer les aliments et permettre leur absorption. Il n'y a pas eu disproportion entre l'énergie propre, les forces du système nerveux et le travail qui lui était demandé.

Un système nerveux affaibli ou épuisé ne peut présider efficacement aux phénomènes de désassimilation, d'où souvent auto-intoxication et d'assimilation, d'où insuffisance d'énergie vitale. Il faut du repos.

Il est des cas où une alimentation, trop azotée par exemple, est cause de la production exagérée de produits toxiques, qui, n'étant pas éliminés en totalité, exercent une sorte d'action d'arrêt sur le système nerveux. Les troubles sont analogues à ceux que donne un système nerveux affaibli ; il se produit une sorte d'encrassement, que le repos augmente souvent et que, tout au contraire, avec le secours de certains adjuvants fait disparaître l'exercice.

Tout système nerveux en état de moindre résistance a besoin d'un repos plus grand qu'à l'état normal, qui permette de consacrer l'énergie disponible à rétablir son fonctionnement régulier. Toute dépense d'énergie doit être consacrée à ce but ; toute dépense inutile d'énergie doit être soigneusement proscrite.

Un traitement hydrothérapique commencé dans ces conditions aboutit forcément à un échec ; souvent un repos plus ou moins prolongé, plus ou moins rigoureux, doit précéder la cure hydrothérapique.

La cure de repos varie suivant l'état du malade. Le repos physique et cérébral peut être relatif ou absolu.

Les états peu graves ou moyens relèvent du repos relatif. Les variations dans l'application de ce mode de traitement sont des plus nombreuses.

Le repos absolu est indispensable dans les états graves. C'est Weir-Mitchell qui, le premier, en a tracé les grandes lignes, qui en a fait une méthode spéciale de traitement. L'immobilité au lit que le malade ne quitte pas est complète ; tout mouvement, toute lecture sont interdits ; les fonctions de la vie de relation ne s'exercent plus ou ne s'exercent que très peu ; celles par lesquelles l'organisme est mis en rapport avec le monde ambiant : sensations et mouvements. Plus de dépenses de ce côté ; l'énergie disponible est employée à l'amélioration des fonctions végétatives, de celles qui entretiennent la vie.

Pour cela, l'isolement est nécessaire, il ne peut y avoir véritable repos que par l'isolement. Comment obtenir le repos complet du corps et de l'esprit au milieu des mille incidents de la vie familiale ? Comment le malade peut il espérer le repos et l'isolement sans quitter son milieu !

Comment obtenir la suppression des excitations répétées venues du dehors qui entretiennent l'irritabilité du système nerveux tout entier, augmentent sa fatigue et l'amènent quelquefois à un état de dépression des plus graves ? Par l'isolement, et l'isolement agit non seulement sur le physique mais aussi et non moins énergiquement sur le moral. Plus d'excitations, plus de réactions.

Par la suppression, ou tout au moins la diminution considérable des excitations venues du dehors ; par suite du petit nombre d'impressions qui parviennent au cerveau, l'aptitude morbide à l'excitabilité finit par disparaître. et s'il y a tendance à la dépression, les causes de fatigue diminuent de fréquence.

« L'homme sain, le religieux, l'homme de génie, le névropathe, témoignent à certain moment d'une tendance à s'isoler. Les uns suivent cette tendance sans en démêler les causes, les autres acceptent cet état anormal comme un moyen d'acquérir la perfection ou seulement une amélioration morale. Tous réalisent ainsi pour le cerveau un véritable repos en supprimant toute une série d'excitations venues du monde extérieur et ainsi, pour tous. malgré les apparences, l'isolement n'est qu'un moyen, parce que suivant le mot de Vauvenargues « La solitude est à l'esprit, ce que la diète est au corps » (Camus et Pagniez).

TRAITEMENT MORAL.

> Le médecin guérit quelquefois,
> soulage souvent, console toujours.
>
> (Ambroise Paré)

Les résultats d'un traitement hydrothérapique, surtout ceux d'un traitement par l'eau froide, ne sont pas toujours immédiats ; ils se font souvent attendre. Le malade qui s'est soumis au traitement avec l'espoir que, très rapidement, il verra disparaître les malaises et les souffrances que depuis longtemps il promène dans le monde, est surpris de voir que, loin de disparaître, ses misères persistent ou même s'exagèrent sous l'action de l'hydrothérapie. Ayant déjà essayé bien des traitements divers, auxquels il a renoncé bien vite parce que les résultats ne répondaient pas à son impatience, se croyant encore trompé dans ses espoirs, le malade songe à renoncer à l'hydrothérapie. Il se décourage, se désespère, il songe même à ne plus se soigner, à ne plus rien tenter, à rester le jouet de ses misères qui sont, dit-il, incurables.

Contre cet état d'esprit, le médecin réagit. Il empêche le découragement chez son malade, il lutte contre cette tendance au pessimisme ; il lui apprend à savoir attendre, fait appel tantôt au sentiment, tantôt à la raison. Il montre au malade les moyens de guérison, et les ayant compris, celui-ci devient l'auxiliaire du médecin.

La lutte est difficile contre les idées mobiles et changeantes du malade, plus encore contre ses idées fixes, qui influent sur sa santé physique ; les rapports du physique et du moral sont d'une banalité courante. Ne trouve-t-on pas d'ailleurs bien souvent à la base de la maladie, un choc moral, des émotions pénibles prolongées ?

Le médecin a aussi à lutter contre les idées illogiques, contre les idées parasites du cerveau qui ont envahi le champ de la conscience, « qui portent les malades, entre autres conséquences, à établir des relations de cause à effet entre des phénomènes différents parce qu'ils sont contemporains ou immédiatement consécutifs et à grossir leurs sensations et impressions ».

En montrant au malade non ce qu'il croit être, mais ce qu'il est, en mettant les choses au point, en lui faisant remarquer ses idées illogiques, sa fausse interprétation des faits, mais aussi ses qualités morales, réelles, qu'emporté par son idée fixe, il ne soupçonnait pas, qu'il croyait ne pas existér, il lui donne peu à peu confiance en lui-même.

Il lui apprend à se défier de ses impressions, de ses idées, à ne plus être leur proie, à ne pas les accepter toutes sans examen, mais à les discuter et à n'accepter après examen que celles qui sont justes et logiques.

Peu à peu il éveille en lui la possibilité de la guérison, il le surveille, l'encourage, le soutient ; et le malade se sentant encouragé et aidé, sachant ce qu'il a à faire, où il va, quelle règle de conduite il doit suivre, voit progressivement ses misères disparaître. Il vient en aide à son médecin.

Il veut guérir, car il entrevoit la possibilité de reprendre dans le monde, dans la famille, la place qu'il occupait autrefois et à laquelle il avait dû renoncer.

La concentration de la pensée sur le moi malade, l'indifférence, l'apathie disparaissent, le monde extérieur reprend son attrait, l'attention, la volonté se réveillent.

La conviction profonde que le médecin a dans la guérison, la ténacité dont il fait preuve pour amener cette guérison, lui gagnent la confiance de son malade. Par les procédés qu'il met en œuvre, il arrive à exciter et à développer l'attention, à rééduquer la volonté, à faire reparaître le moi réel, car confiance en soi, attention, volonté... sont le fonds qui manque le plus.

CURE D'AIR

« Tout sur notre globe serait la mort et le silence éternel sans l'atmosphère, enveloppe extérieure de la planète. Cette masse gazeuse transparente, invisible quelquefois, et qui semble à peine faire partie de la terre, en est cependant le principal élément ; car il en est le plus mobile et c'est en lui que circule la vie. Nous reposons sur le sol ; mais c'est de l'air et dans l'air où nous vivons, hommes, animaux et plantes. Sans voler comme les oiseaux, tous les êtres qui marchent, rampent ou fixent leurs racines n'en sont pas moins les fils de l'atmosphère. Chaque molécule de gaz, tantôt fixée, tantôt libre, passe éternellement de vie en vie ; tour à tour vent, flot, terre, animal ou fleur. Elle est malgré sa petitesse le symbole du mouvement infini. L'air est une source inépuisable où tout ce qui vit prend son haleine, un réservoir immense où tout ce qui vit verse son dernier souffle. Sous l'action de l'atmosphère, tous les organismes épars naissent, puis dépérissent. La vie, la mort sont également dans l'air que nous respirons et se succèdent perpétuellement l'une à l'autre par l'échange des molécules gazeuses. Les mêmes éléments qui s'échappent des feuilles de l'arbre, le vent les porte au poumon de l'enfant qui vient de naître ; le dernier soupir d'un mourant va tisser la brillante corolle de la fleur, en composer les pénétrants parfums » (Elisée Reclus).

L'air est indispensable à la vie, mais des gaz qui le composent, seul l'oxygène nous est nécessaire, c'est lui seul qui dans l'inspiration se fixe sur les globules rouges du sang en combinaison instable qui ira se détruire dans tous les points de l'économie et y apportera l'oxydant nécessaire pour produire de la chaleur.

Un air pur aide à la réparation de nos tissus, à la reconstitution des organismes affaiblis. L'action est plus marquée encore, l'expérimentation l'a prouvé, si les couches d'air sont brassées par les vents. C'est pour cela que le malade qui dort la fenêtre ouverte, dort mieux et voit sa guérison se prononcer plus rapidement, car nuit et jour il ne cesse de baigner dans un air constamment renouvelé.

L'air stimule les échanges, active la nutrition, augmente la vitalité de l'individu.

Prendre un bain d'air : cette locution populaire si expressive est en accord avec ce que nous enseigne l'expérimentation sur les effets toniques de la cure d'air. Car ce n'est pas tant l'air que nous respirons que l'air dans lequel nous baignons, qui exerce son action bienfaisante.

« Là où n'entre pas le soleil entre la maladie », disent les méridionaux ; et les Italiens . « toutes les maladies viennent à l'ombre et se guérissent au soleil ». Le soleil est un grand modificateur de l'organisme et agit par la lumière et par la chaleur. La privation de lumière conduit à l'anémie. Les radiations calorifiques, les radiations lumineuses du soleil ont une action manifeste et intense sur nos téguments. Ils stimulent les filets nerveux de la peau, agissent sur la circulation et modifient la santé générale.

Cure d'air et de lumière sont des facteurs puissants de l'augmentation de la vitalité ; les affaiblis, les fatigués savent quelle impression de bien-être ils éprouvent après quelques heures de repos au grand air où ils ont baigné dans l'air et la lumière, où leur corps a été exposé aux rayons réconfortants du soleil.

INDICATIONS DU TRAITEMENT
DE DIVONNE

Neurasthénie. Psychasthénie.

Maladies de la volonté et de l'attention. Phobies, idées obsédantes.

Hystérie. Troubles hystériques. Contractures, paralysies, tremblements, spasmes, etc.

Anorexie mentale.

Chorée.

Goître exophtalmique.

Paralysie agitante.

Epilepsie.

Tics. Crampe des écrivains.

Psychoses. Mélancolie, hypochondrie.

Dyspepsies.

Entérites.

Constipation.

Anémie, chlorose. Troubles de la croissance.

Intoxications et infections : paludisme, alcoolisme.

Morphinomanie. Dipsomanie.

Troubles nerveux du cœur. Palpitations.

Asthme.

Arthritisme. Obésité. Diabète, goutte, migraines, névralgies.

Troubles utéro-ovariens : dysménorrhée, aménorrhée, métrorrhagies.

Pertes séminales. Impuissance fonctionnelle. Incontinence nocturne chez les enfants.

Surmenage. Convalescence des maladies graves.

TABLE

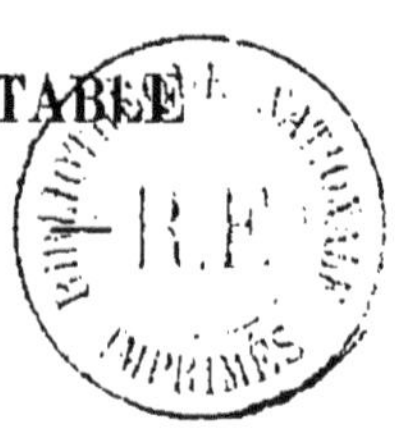

Imp. J. Thevenot, Saint-Dizier (Haute-Marne).

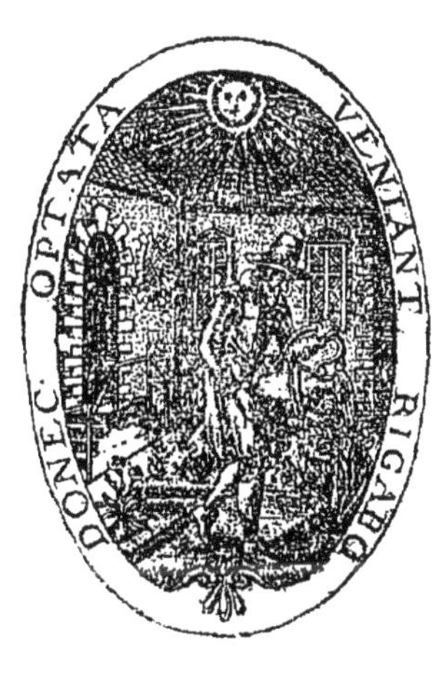

DONEC OPTATA
VENIANT RIGABO